Cahier
MINCEUR

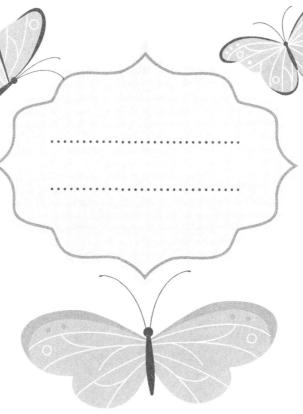

....

....

Suivez Vos 90 Jours En Gardant La Trace De Vos 90 Succès, Cochez Les Cases Tout Au Long De Votre Réussite

Semaine 1	1 JOUR	2 JOUR	3 JOUR	4 JOUR	5 JOUR	6 JOUR	7 JOUR
Semaine 2	8 JOUR	9 JOUR	10 JOUR	11 JOUR	12 JOUR	13 JOUR	14 JOUR
Semaine 3	15 JOUR	16 JOUR	17 JOUR	18 JOUR	19 JOUR	20 JOUR	21 JOUR
Semaine 4	22 JOUR	23 JOUR	24 JOUR	25 JOUR	26 JOUR	27 JOUR	28 JOUR
Semaine 5	29 JOUR	30 JOUR	31 JOUR	32 JOUR	33 JOUR	34 JOUR	35 JOUR
Semaine 6	36 JOUR	37 JOUR	38 JOUR	39 JOUR	40 JOUR	41 JOUR	42 JOUR
Semaine 7	43 JOUR	44 JOUR	45 JOUR	46 JOUR	47 JOUR	48 JOUR	49 JOUR
Semaine 8	50 JOUR	51 JOUR	52 JOUR	53 JOUR	54 JOUR	55 JOUR	56 JOUR
Semaine 9	57 JOUR	58 JOUR	59 JOUR	60 JOUR	61 JOUR	62 JOUR	63 JOUR
Semaine 10	64 JOUR	65 JOUR	66 JOUR	67 JOUR	68 JOUR	69 JOUR	70 JOUR
Semaine 11	71 JOUR	72 JOUR	73 JOUR	74 JOUR	75 JOUR	76 JOUR	77 JOUR
Semaine 12	78 JOUR	79 JOUR	80 JOUR	81 JOUR	82 JOUR	83 JOUR	84 JOUR
Semaine 13	85 JOUR	86 JOUR	87 JOUR	88 JOUR	89 JOUR	90 JOUR	

Jour 01

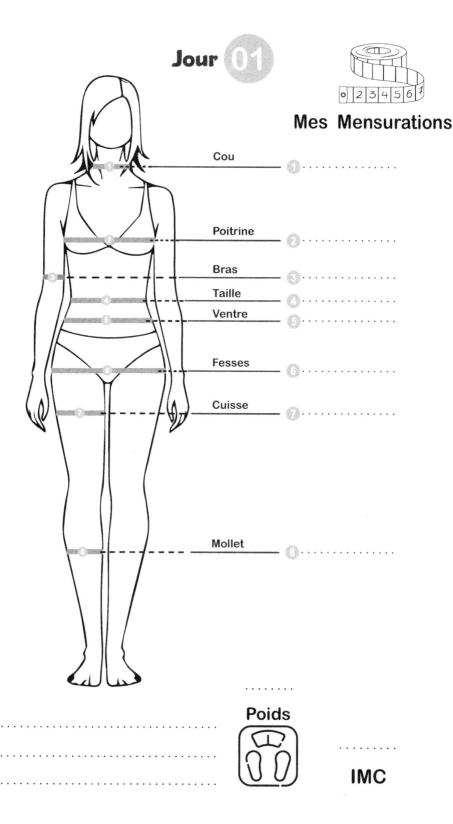

Mes Mensurations

Cou — 1 . . . .

Poitrine — 2 . . . .

Bras — 3 . . . .

Taille — 4 . . . .

Ventre — 5 . . . .

Fesses — 6 . . . .

Cuisse — 7 . . . .

Mollet — 8 . . . .

. . . .

Poids

. . . .

. . . .

. . . .   **IMC**

Jour 01

Date: . . . .

Petit-déjeuner

Repas de midi

Repas du soir

Snacks

. . . .

Somme des calories   Protéines   Eau   Sommeil

L'entraînement D'aujourd'hui:

Répétitions & Distance

Durée

Niveau de motivation & Notes

. . . .

. . . .

. . . .

Jour 02

Date: . . . .

Petit-déjeuner

Repas de midi

Repas du soir

Snacks

. . . .

Somme des calories

Protéines

Eau

Sommeil

L'entraînement
D'aujourd'hui:

Répétitions & Distance

Durée

Niveau de motivation
& Notes

. . . .

. . . .

. . . .

Jour 03

Date: . . . .

Petit-déjeuner

Repas de midi

Repas du soir

Snacks

. . . .

Somme des calories   **Protéines** . . . . **Eau** . . . . **Sommeil** . . . .

L'entraînement D'aujourd'hui:

Répétitions & Distance

Durée

Niveau de motivation & Notes

. . . .

. . . .

. . . .

Jour 04

Date: ....

Petit-déjeuner

Repas de midi

Repas du soir

Snacks

....
Somme des calories

Protéines

Eau

Sommeil

L'entraînement D'aujourd'hui:

Répétitions & Distance

Durée

Niveau de motivation & Notes

....

....

....

Jour 05

Date: . . . .

Petit-déjeuner

Repas de midi

Repas du soir

Snacks

. . . .

Somme des calories   **Protéines**   **Eau**   **Sommeil**

L'entraînement D'aujourd'hui: **Répétitions & Distance**   **Durée**

Niveau de motivation & Notes

. . . .

. . . .

. . . .

. . . .

Jour 06

Date: . . . .

Petit-déjeuner

Repas de midi

Repas du soir

Snacks

. . . .
Somme des calories

Protéines

Eau

Sommeil

L'entraînement D'aujourd'hui:

Répétitions & Distance

Durée

Niveau de motivation & Notes

. . . .

. . . .

. . . .

Jour 07

Date: . . . .

Petit-déjeuner

Repas de midi

Repas du soir

Snacks

. . . .

Somme des calories

Protéines

Eau

Sommeil

L'entraînement D'aujourd'hui:

Répétitions & Distance

Durée

Niveau de motivation & Notes

. . . .

. . . .

. . . .

Jour 08

Date: . . . .

. . . .

Petit-déjeuner

Repas de midi

Repas du soir

Snacks

. . . .

Somme des calories

Protéines . . . .

Eau . . . .

Sommeil

L'entraînement D'aujourd'hui:

Répétitions & Distance

Durée

Niveau de motivation & Notes

. . . .

. . . .

. . . .

Jour 09

Date: . . . .

Petit-déjeuner _____

Repas de midi _____

Repas du soir _____

Snacks _____

. . . .

Somme des calories   Protéines   Eau   Sommeil

L'entraînement
D'aujourd'hui: _____

Répétitions & Distance _____

Durée _____

Niveau de motivation
& Notes

. . . .

. . . .

. . . .

Jour 10

Date: . . . .

Petit-déjeuner

Repas de midi

Repas du soir

Snacks

. . . .
Somme des calories

Protéines

Eau

Sommeil

L'entraînement D'aujourd'hui:

Répétitions & Distance

Durée

Niveau de motivation & Notes

. . . .

. . . .

. . . .

Jour 11

Date: . . . .

Petit-déjeuner

Repas de midi

Repas du soir

Snacks

. . . .

Somme des calories

Protéines

Eau

Sommeil

L'entraînement D'aujourd'hui:

Répétitions & Distance

Durée

Niveau de motivation & Notes

. . . .

. . . .

. . . .

Jour 12

Date: ....

Petit-déjeuner

Repas de midi

Repas du soir

Snacks

....

Somme des calories .... Protéines .... Eau .... Sommeil

L'entraînement D'aujourd'hui:

Répétitions & Distance

Durée

Niveau de motivation & Notes

....

....

....

Jour 13

Date: . . . .

Petit-déjeuner

Repas de midi

Repas du soir

Snacks

. . . .

Somme des calories **Protéines** **Eau** **Sommeil**

L'entraînement D'aujourd'hui:

Répétitions & Distance

Durée

Niveau de motivation & Notes

. . . .

. . . .

. . . .

Jour 14

Date: . . . .

Petit-déjeuner

Repas de midi

Repas du soir

Snacks

. . . .

Somme des calories   Protéines   Eau   Sommeil

L'entraînement D'aujourd'hui:

Répétitions & Distance   Durée

Niveau de motivation & Notes

. . . .

. . . .

. . . .

Jour 15

Date: . . . .

Petit-déjeuner

Repas de midi

Repas du soir

Snacks

. . . .
Somme des calories

Protéines

Eau

Sommeil

L'entraînement D'aujourd'hui:

Répétitions & Distance

Durée

Niveau de motivation & Notes

. . . .

. . . .

. . . .

Jour 16

Date: ....

Petit-déjeuner

Repas de midi

Repas du soir

Snacks

....
Somme des calories

Protéines

Eau

Sommeil

L'entraînement D'aujourd'hui:

Répétitions & Distance

Durée

Niveau de motivation & Notes

....

....

....

Jour 17

Poids: ....   Date: ....

Petit-déjeuner

Repas de midi

Repas du soir

Snacks

....
Somme des calories

....
Protéines

....
Eau

....
Sommeil

L'entraînement D'aujourd'hui:

Répétitions & Distance

Durée

Niveau de motivation & Notes

....

....

....

Jour 18

Date: . . . .

Petit-déjeuner

Repas de midi

Repas du soir

Snacks

. . . .

Somme des calories

Protéines

Eau

Sommeil

L'entraînement D'aujourd'hui:

Répétitions & Distance

Durée

Niveau de motivation & Notes

. . . .

. . . .

. . . .

Jour 19

Date: . . . .

Petit-déjeuner

Repas de midi

Repas du soir

Snacks

. . . .

Somme des calories

Protéines

Eau

Sommeil

L'entraînement D'aujourd'hui:

Répétitions & Distance

Durée

Niveau de motivation & Notes

. . . .

. . . .

. . . .

Jour 20

Date: ....

Petit-déjeuner

Repas de midi

Repas du soir

Snacks

....
Somme des calories

Protéines ....

Eau ....

Sommeil ....

L'entraînement D'aujourd'hui:

Répétitions & Distance

Durée

Niveau de motivation & Notes

....
....
....

Jour 21

Date: . . . .

Petit-déjeuner

Repas de midi

Repas du soir

Snacks

. . . .

Somme des calories

Protéines

Eau

Sommeil

L'entraînement D'aujourd'hui:

Répétitions & Distance

Durée

Niveau de motivation & Notes

. . . .

. . . .

. . . .

Jour 22

Date: . . . .

Petit-déjeuner

Repas de midi

Repas du soir

Snacks

. . . .

Somme des calories

Protéines

Eau

Sommeil

L'entraînement D'aujourd'hui:

Répétitions & Distance

Durée

Niveau de motivation & Notes

. . . .

. . . .

. . . .

Jour 23

Date: . . . .

Petit-déjeuner

Repas de midi

Repas du soir

Snacks

. . . .

Somme des calories

Protéines

Eau

Sommeil

L'entraînement D'aujourd'hui:

Répétitions & Distance

Durée

Niveau de motivation & Notes

. . . .

. . . .

. . . .

Jour 24

Date: ....

Petit-déjeuner

Repas de midi

Repas du soir

Snacks

....

Somme des calories

Protéines

Eau

Sommeil

L'entraînement
D'aujourd'hui:

Répétitions & Distance

Durée

Niveau de motivation & Notes

....

....

....

Jour 25

Date: . . . .

Petit-déjeuner

Repas de midi

Repas du soir

Snacks

. . . .

Somme des calories

Protéines

Eau

Sommeil

L'entraînement D'aujourd'hui:

Répétitions & Distance

Durée

Niveau de motivation & Notes

. . . .

. . . .

. . . .

Jour 26

Date: . . . .

Petit-déjeuner

Repas de midi

Repas du soir

Snacks

. . . .

Somme des calories

Protéines

Eau

Sommeil

L'entraînement D'aujourd'hui:

Répétitions & Distance

Durée

Niveau de motivation & Notes

. . . .

. . . .

. . . .

Jour 27

Date: . . . .

Petit-déjeuner

Repas de midi

Repas du soir

Snacks

. . . .

Somme des calories

. . . .

Protéines

Eau

Sommeil

L'entraînement D'aujourd'hui:

Répétitions & Distance

Durée

Niveau de motivation & Notes

. . . .

. . . .

. . . .

Jour 28

Date: ....

Petit-déjeuner

Repas de midi

Repas du soir

Snacks

....
Somme des calories

Protéines

Eau

Sommeil

L'entraînement D'aujourd'hui:

Répétitions & Distance

Durée

Niveau de motivation & Notes

....

....

....

Jour 29

🏋 . . . .   **Date**: . . . .

🥐 **Petit-déjeuner**

🍴 **Repas de midi**

🍴 **Repas du soir**

Snacks

. . . .

Somme des calories   **Protéines**   **Eau**   **Sommeil**

L'entraînement D'aujourd'hui:

Répétitions & Distance

Durée

Niveau de motivation & Notes

. . . .

. . . .

. . . .

😊 ☐   🙂 ☐   😐 ☐   🙁 ☐

Jour 30

Date: . . . .

Petit-déjeuner

Repas de midi

Repas du soir

Snacks

. . . .

Somme des calories

Protéines

Eau

Sommeil

L'entraînement D'aujourd'hui:

Répétitions & Distance

Durée

Niveau de motivation & Notes

. . . .

. . . .

. . . .

Jour 30

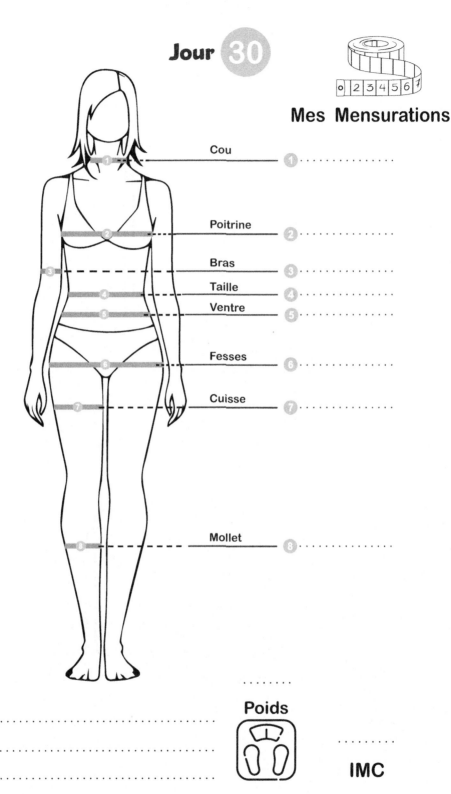

Mes Mensurations

Cou ① . . . .

Poitrine ② . . . .

Bras ③ . . . .

Taille ④ . . . .

Ventre ⑤ . . . .

Fesses ⑥ . . . .

Cuisse ⑦ . . . .

Mollet ⑧ . . . .

. . . .

Poids

. . . .

. . . .

. . . .

. . . .

IMC

Jour 31

Date: . . . .

Petit-déjeuner

Repas de midi

Repas du soir

Snacks

. . . .

Somme des calories

Protéines

Eau

Sommeil

L'entraînement D'aujourd'hui:

Répétitions & Distance

Durée

Niveau de motivation & Notes

. . . .

. . . .

. . . .

Jour 32

Date: . . . .

. . . .

Petit-déjeuner

Repas de midi

Repas du soir

Snacks

. . . .
Somme des calories

. . . .
Protéines

. . . .
Eau

. . . .
Sommeil

L'entraînement D'aujourd'hui:

Répétitions & Distance

Durée

Niveau de motivation & Notes

. . . .

. . . .

. . . .

Jour 33

⚖️ . . . . Date: . . . .

Petit-déjeuner

Repas de midi

Repas du soir

Snacks

. . . .

Somme des calories   **Protéines** . . . .   **Eau** . . . .   **Sommeil** . . . .

L'entraînement D'aujourd'hui:

Répétitions & Distance

Durée

Niveau de motivation & Notes

😊 🙂 😑 ☹️
☐ ☐ ☐ ☐

. . . .

. . . .

. . . .

Jour 34

⚖️ . . . .   **Date**: . . . .

Petit-déjeuner 🥐

Repas de midi 🍴

Repas du soir 🍴

Snacks

. . . .

Somme des calories

Protéines

Eau

Sommeil

L'entraînement D'aujourd'hui:

Répétitions & Distance

Durée

Niveau de motivation & Notes

😊 ☐   🙂 ☐   😑 ☐   🙁 ☐

. . . .

. . . .

. . . .

Jour 35

Date: ....

Petit-déjeuner

Repas de midi

Repas du soir

Snacks

Somme des calories   Protéines   Eau   Sommeil

L'entraînement D'aujourd'hui:

Répétitions & Distance

Durée

Niveau de motivation & Notes

Jour 36

Date: . . . .

Petit-déjeuner . . . .

Repas de midi . . . .

Repas du soir . . . .

Snacks

. . . .

Somme des calories

Protéines

Eau

Sommeil

L'entraînement
D'aujourd'hui:

Répétitions & Distance

Durée

Niveau de motivation
& Notes

. . . .

. . . .

. . . .

Jour 37

Date: ....

Petit-déjeuner

Repas de midi

Repas du soir

Snacks

....

Somme des calories

Protéines

Eau

Sommeil

L'entraînement D'aujourd'hui:

Répétitions & Distance

Durée

Niveau de motivation & Notes

....

....

....

Jour 38

Date: . . . .

Petit-déjeuner

Repas de midi

Repas du soir

Snacks

. . . .
Somme des calories

Protéines

Eau

Sommeil

L'entraînement D'aujourd'hui:

Répétitions & Distance

Durée

Niveau de motivation & Notes

. . . .

. . . .

. . . .

Jour 39

Date: ....

Petit-déjeuner

Repas de midi

Repas du soir

Snacks

....

Somme des calories

Protéines

Eau

Sommeil

L'entraînement D'aujourd'hui:

Répétitions & Distance

Durée

Niveau de motivation & Notes

....

....

....

Jour 40

Date: ....

Petit-déjeuner

Repas de midi

Repas du soir

Snacks

....

Somme des calories   Protéines   Eau   Sommeil

L'entraînement D'aujourd'hui:

Répétitions & Distance

Durée

Niveau de motivation & Notes

....

....

....

Jour 41

Date: . . . .

Petit-déjeuner

Repas de midi

Repas du soir

Snacks

. . . .

Somme des calories   Protéines   Eau   Sommeil

L'entraînement
D'aujourd'hui:

Répétitions & Distance

Durée

Niveau de motivation
& Notes

. . . .

. . . .

. . . .

Jour 42

Date: . . . .

Petit-déjeuner

Repas de midi

Repas du soir

Snacks

. . . .

Somme des calories   **Protéines**   **Eau**   **Sommeil**

L'entraînement D'aujourd'hui:

Répétitions & Distance

Durée

Niveau de motivation & Notes

. . . .

. . . .

. . . .

Jour 43

Date: . . . .

Petit-déjeuner

Repas de midi

Repas du soir

Snacks

. . . .

Somme des calories

Protéines

Eau

Sommeil

L'entraînement D'aujourd'hui:

Répétitions & Distance

Durée

Niveau de motivation & Notes

. . . .

. . . .

. . . .

Jour 44

Date: . . . .

Petit-déjeuner

Repas de midi

Repas du soir

Snacks

. . . .

Somme des calories

Protéines

Eau

Sommeil

L'entraînement D'aujourd'hui:

Répétitions & Distance

Durée

Niveau de motivation & Notes

. . . .

. . . .

. . . .

. . . .

Jour 45

Date: . . . .

Petit-déjeuner

Repas de midi

Repas du soir

Snacks

. . . .

Somme des calories   **Protéines**   **Eau**   **Sommeil**

L'entraînement D'aujourd'hui:

Répétitions & Distance

Durée

Niveau de motivation & Notes

. . . .

. . . .

. . . .

Jour 46

Date: . . . .

Petit-déjeuner

Repas de midi

Repas du soir

Snacks

. . . .

Somme des calories **Protéines** **Eau** **Sommeil**

L'entraînement D'aujourd'hui:

Répétitions & Distance

Durée

Niveau de motivation & Notes

. . . .

. . . .

. . . .

Jour 47

Date: ....

Petit-déjeuner

Repas de midi

Repas du soir

Snacks

....
Somme des calories

Protéines

Eau

Sommeil

L'entraînement D'aujourd'hui:

Répétitions & Distance

Durée

Niveau de motivation & Notes

☐   ☐   ☐   ☐

Jour 48

Date: . . . .

Petit-déjeuner

Repas de midi

Repas du soir

Snacks

. . . .

Somme des calories

Protéines

Eau

Sommeil

L'entraînement D'aujourd'hui:

Répétitions & Distance

Durée

Niveau de motivation & Notes

. . . .

. . . .

. . . .

Jour 49   🔲 . . . .   **Date:** . . . .

Petit-déjeuner   **Repas de midi**   **Repas du soir**

Snacks

. . . .

Somme des calories   **Protéines**   **Eau**   **Sommeil**

L'entraînement D'aujourd'hui: **Répétitions & Distance**   **Durée**

Niveau de motivation & Notes

😊 🙂 😐 ☹️

☐ ☐ ☐ ☐

. . . .

. . . .

. . . .

Jour 50

Date: . . . .

Petit-déjeuner

Repas de midi

Repas du soir

Snacks

. . . .

Somme des calories

Protéines

Eau

Sommeil

L'entraînement D'aujourd'hui:

Répétitions & Distance

Durée

Niveau de motivation & Notes

. . . .

. . . .

. . . .

Jour 51

Date: . . . .

Petit-déjeuner

Repas de midi

Repas du soir

Snacks

. . . .

Somme des calories

Protéines

Eau

Sommeil

L'entraînement D'aujourd'hui:

Répétitions & Distance

Durée

Niveau de motivation & Notes

. . . .

. . . .

. . . .

Jour 52

Poids: .... Date: ....

Petit-déjeuner

Repas de midi

Repas du soir

Snacks

....

Somme des calories

Protéines ....

Eau ....

Sommeil ....

L'entraînement D'aujourd'hui:

Répétitions & Distance

Durée

Niveau de motivation & Notes

....

....

....

....

☐ ☐ ☐ ☐

Jour 53

Date: . . . .

Petit-déjeuner

Repas de midi

Repas du soir

Snacks

. . . .

Somme des calories   **Protéines**   **Eau**   **Sommeil**

L'entraînement D'aujourd'hui:

Répétitions & Distance

Durée

Niveau de motivation & Notes

. . . .

. . . .

. . . .

Jour 54

Date: . . . .

Petit-déjeuner

Repas de midi

Repas du soir

Snacks

. . . .

Somme des calories

Protéines

Eau

Sommeil

L'entraînement D'aujourd'hui:

Répétitions & Distance

Durée

Niveau de motivation & Notes

. . . .

. . . .

. . . .

Jour 55

Date: ....

Petit-déjeuner

Repas de midi

Repas du soir

Snacks

....
Somme des calories

Protéines ....

Eau ....

Sommeil ....

L'entraînement D'aujourd'hui:

Répétitions & Distance

Durée

Niveau de motivation & Notes

....

....

....

Jour 56

Date: . . . .

Petit-déjeuner

Repas de midi

Repas du soir

Snacks

. . . .

Somme des calories

Protéines

Eau

Sommeil

L'entraînement D'aujourd'hui:

Répétitions & Distance

Durée

Niveau de motivation & Notes

. . . .

. . . .

. . . .

Jour 57

🏋 . . . .   **Date**: . . . .

Petit-déjeuner 🥐   **Repas de midi** 🍴   **Repas du soir** 🍴

Snacks

. . . .

Somme des calories   **Protéines**   **Eau**   **Sommeil**

**L'entraînement
D'aujourd'hui:**   **Répétitions & Distance**   **Durée**

**Niveau de motivation
& Notes**

😊 🙂 😑 🙁
☐ ☐ ☐ ☐

. . . .

. . . .

. . . .

Jour 58

Poids: . . . .   **Date**: . . . .

Petit-déjeuner

Repas de midi

Repas du soir

Snacks

. . . .

Somme des calories   **Protéines**   **Eau**   **Sommeil**

L'entraînement D'aujourd'hui:

Répétitions & Distance

Durée

Niveau de motivation & Notes

. . . .

. . . .

. . . .

Jour 59

Date: ....

Petit-déjeuner

Repas de midi

Repas du soir

Snacks

....

Somme des calories

Protéines

Eau

Sommeil

L'entraînement
D'aujourd'hui:

Répétitions & Distance

Durée

Niveau de motivation
& Notes

....

....

....

Jour 60

Date: . . . .

Petit-déjeuner

Repas de midi

Repas du soir

Snacks

Somme des calories . . . .

Protéines . . . .

Eau

Sommeil

L'entraînement D'aujourd'hui:

Répétitions & Distance

Durée

Niveau de motivation & Notes

. . . .

. . . .

. . . .

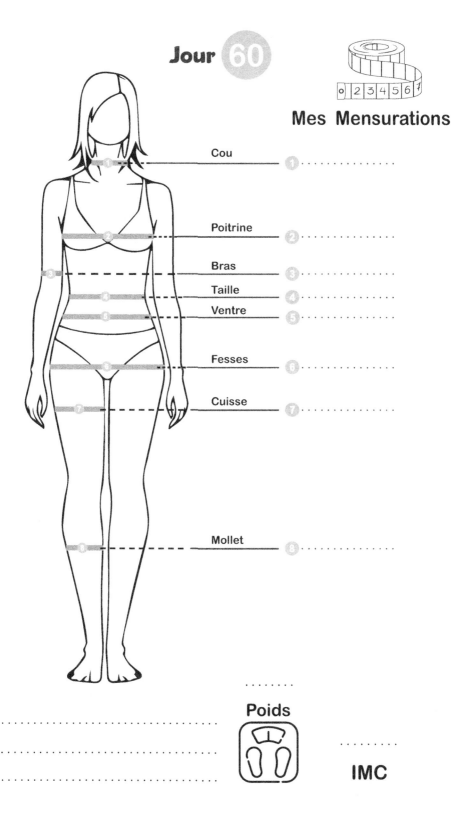

Jour 60

Mes Mensurations

Cou 1 . . . .

Poitrine 2 . . . .

Bras 3 . . . .

Taille 4 . . . .

Ventre 5 . . . .

Fesses 6 . . . .

Cuisse 7 . . . .

Mollet 8 . . . .

. . . .

Poids

. . . .
. . . .
. . . .

. . . .

IMC

Jour 61

Date: . . . .

Petit-déjeuner

Repas de midi

Repas du soir

Snacks

. . . .

Somme des calories   Protéines   Eau   Sommeil

L'entraînement D'aujourd'hui:

Répétitions & Distance   Durée

Niveau de motivation & Notes

. . . .

. . . .

. . . .

Jour 62

Date: . . . .

Petit-déjeuner

Repas de midi

Repas du soir

Snacks

. . . .

Somme des calories

Protéines

. . . .

Eau

. . . .

Sommeil

L'entraînement D'aujourd'hui:

Répétitions & Distance

Durée

Niveau de motivation & Notes

. . . .

. . . .

. . . .

Jour 63

Date: . . . .

Petit-déjeuner

Repas de midi

Repas du soir

Snacks

Somme des calories

Protéines

Eau

Sommeil

L'entraînement
D'aujourd'hui:

Répétitions & Distance

Durée

Niveau de motivation
& Notes

. . . .

. . . .

. . . .

Jour 64

Date: . . . .

Petit-déjeuner

Repas de midi

Repas du soir

Snacks

. . . .

Somme des calories

Protéines

Eau

Sommeil

L'entraînement D'aujourd'hui:

Répétitions & Distance

Durée

Niveau de motivation & Notes

. . . .

. . . .

. . . .

Jour 65

Date: . . . .

Petit-déjeuner

Repas de midi

Repas du soir

Snacks

. . . .

Somme des calories

Protéines

Eau

Sommeil

L'entraînement D'aujourd'hui:

Répétitions & Distance

Durée

Niveau de motivation & Notes

. . . .

. . . .

. . . .

Jour 66

Date: . . . .

Petit-déjeuner

Repas de midi

Repas du soir

Snacks

. . . .
Somme des calories

Protéines . . . .

Eau . . . .

Sommeil

L'entraînement D'aujourd'hui:

Répétitions & Distance

Durée

Niveau de motivation & Notes

. . . .

. . . .

. . . .

Jour 67

🏋 . . . .   Date: . . . .

Petit-déjeuner 🥐

Repas de midi 🍴

Repas du soir 🍴

Snacks

. . . .

Somme des calories   **Protéines** . . . .   **Eau** . . . .   **Sommeil** . . . .

L'entraînement D'aujourd'hui:

Répétitions & Distance

Durée

Niveau de motivation & Notes

😊 ☐   🙂 ☐   😐 ☐   🙁 ☐

. . . .

. . . .

. . . .

Jour 68

Date: . . . .

Petit-déjeuner

Repas de midi

Repas du soir

Snacks

. . . .

Somme des calories

Protéines

Eau

Sommeil

L'entraînement D'aujourd'hui:

Répétitions & Distance

Durée

Niveau de motivation & Notes

. . . .

. . . .

. . . .

Jour 69

Date: . . . .

Petit-déjeuner

Repas de midi

Repas du soir

Snacks

. . . .
Somme des calories

Protéines

Eau

Sommeil

L'entraînement D'aujourd'hui:

Répétitions & Distance

Durée

Niveau de motivation & Notes

. . . .

. . . .

. . . .

Jour 70

Date: ....

Petit-déjeuner

Repas de midi

Repas du soir

Snacks

....
Somme des calories

Protéines

Eau

Sommeil

L'entraînement D'aujourd'hui:

Répétitions & Distance

Durée

Niveau de motivation & Notes

....

....

....

Jour 71

Date: . . . .

Petit-déjeuner

Repas de midi

Repas du soir

Snacks

. . . .

Somme des calories   Protéines   Eau   Sommeil

L'entraînement D'aujourd'hui:

Répétitions & Distance

Durée

Niveau de motivation & Notes

. . . .

. . . .

. . . .

Jour 72

Date: ....

Petit-déjeuner

Repas de midi

Repas du soir

Snacks

....

Somme des calories

Protéines ....

Eau

Sommeil ....

L'entraînement D'aujourd'hui:

Répétitions & Distance

Durée

Niveau de motivation & Notes

☐ ☐ ☐ ☐

....

....

....

Jour 73

Date: . . . .

Petit-déjeuner

Repas de midi

Repas du soir

Snacks

Somme des calories

Protéines

Eau

Sommeil

L'entraînement D'aujourd'hui:

Répétitions & Distance

Durée

Niveau de motivation & Notes

. . . .

. . . .

. . . .

Jour 74

Date: ....

Petit-déjeuner

Repas de midi

Repas du soir

Snacks

....
Somme des calories

Protéines ....

Eau

Sommeil ....

L'entraînement D'aujourd'hui:

Répétitions & Distance

Durée

Niveau de motivation & Notes

....

....

....

Jour 75

⚖️ . . . . Date: . . . .

Petit-déjeuner 🥐

Repas de midi 🍴

Repas du soir 🍴

Snacks

. . . .

Somme des calories

Protéines

Eau

Sommeil

🏃 **L'entraînement D'aujourd'hui:**

Répétitions & Distance

Durée

Niveau de motivation & Notes

😊 🙂 😒 🙁

☐ ☐ ☐ ☐

. . . .

. . . .

. . . .

Jour 76

Date: ....

Petit-déjeuner

Repas de midi

Repas du soir

Snacks

. . . .

Somme des calories

Protéines

Eau

Sommeil

L'entraînement D'aujourd'hui:

Répétitions & Distance

Durée

Niveau de motivation & Notes

. . . .

. . . .

. . . .

Jour 77

⚖️ . . . . Date: . . . .

🥐 Petit-déjeuner

🍴 Repas de midi

🍴 Repas du soir

Snacks

. . . .

Somme des calories   Protéines   Eau   Sommeil

L'entraînement
D'aujourd'hui: Répétitions & Distance   Durée

Niveau de motivation
& Notes

😊 🙂 😐 🙁
☐ ☐ ☐ ☐

. . . .

. . . .

. . . .

Jour 78

Date: . . . .

. . . .

Petit-déjeuner

Repas de midi

Repas du soir

Snacks

. . . .

Somme des calories

Protéines

Eau

Sommeil

L'entraînement D'aujourd'hui:

Répétitions & Distance

Durée

Niveau de motivation & Notes

. . . .

. . . .

. . . .

Jour 79

🛁 . . . .   Date: . . . .

Petit-déjeuner

Repas de midi

Repas du soir

Snacks

. . . .

Somme des calories   Protéines   Eau   Sommeil

L'entraînement D'aujourd'hui:

Répétitions & Distance

Durée

Niveau de motivation & Notes

😊 🙂 😑 🙁

☐   ☐   ☐   ☐

. . . .

. . . .

. . . .

Jour 80

Date: . . . .

Petit-déjeuner

Repas de midi

Repas du soir

Snacks

. . . .

Somme des calories

Protéines

Eau

Sommeil

L'entraînement D'aujourd'hui:

Répétitions & Distance

Durée

Niveau de motivation & Notes

. . . .

. . . .

. . . .

☐ ☐ ☐ ☐

Jour 81

⬜ . . . .   **Date**: . . . .

Petit-déjeuner

Repas de midi

Repas du soir

Snacks

. . . .

Somme des calories   Protéines   Eau   Sommeil

L'entraînement
D'aujourd'hui:

Répétitions & Distance

Durée

Niveau de motivation
& Notes

. . . .

. . . .

. . . .

Jour 82

Date: ....

Petit-déjeuner

Repas de midi

Repas du soir

Snacks

.... Somme des calories

Protéines .... Eau .... Sommeil ....

L'entraînement D'aujourd'hui:

Répétitions & Distance

Durée

Niveau de motivation
& Notes

....
....
....

Jour 83

Date: . . . .

Petit-déjeuner

Repas de midi

Repas du soir

Snacks

. . . .

Somme des calories

Protéines

Eau

Sommeil

L'entraînement
D'aujourd'hui:

Répétitions & Distance

Durée

Niveau de motivation
& Notes

. . . .

. . . .

. . . .

Jour 84

Date: ....

Petit-déjeuner

Repas de midi

Repas du soir

Snacks

....

Somme des calories

Protéines

Eau

Sommeil

L'entraînement D'aujourd'hui:

Répétitions & Distance

Durée

Niveau de motivation & Notes

....

....

....

Jour 85

Date: . . . .

Petit-déjeuner

Repas de midi

Repas du soir

Snacks

. . . .

Somme des calories

Protéines

Eau

Sommeil

L'entraînement D'aujourd'hui:

Répétitions & Distance

Durée

Niveau de motivation & Notes

. . . .

. . . .

. . . .

Jour 86

Date: . . . .

Petit-déjeuner

Repas de midi

Repas du soir

Snacks

. . . .

Somme des calories

Protéines . . . .

Eau . . . .

Sommeil . . . .

L'entraînement D'aujourd'hui:

Répétitions & Distance

Durée

Niveau de motivation & Notes

. . . .

. . . .

. . . .

Jour 87

Date: . . . .

Petit-déjeuner

Repas de midi

Repas du soir

Snacks

. . . .

Somme des calories **Protéines** . . . . **Eau** . . . . **Sommeil** . . . .

L'entraînement D'aujourd'hui:

Répétitions & Distance

Durée

Niveau de motivation & Notes

. . . .

. . . .

. . . .

Jour 88

Date: . . . .

Petit-déjeuner

Repas de midi

Repas du soir

Snacks

. . . .

Somme des calories

Protéines

Eau

Sommeil

L'entraînement D'aujourd'hui:

Répétitions & Distance

Durée

Niveau de motivation & Notes

. . . .

. . . .

. . . .

Jour 89

Date: . . . .

Petit-déjeuner

Repas de midi

Repas du soir

Snacks

. . . .

Somme des calories

Protéines

Eau

Sommeil

L'entraînement D'aujourd'hui:

Répétitions & Distance

Durée

Niveau de motivation & Notes

. . . .

. . . .

. . . .

Jour 90

Date: . . . .

Petit-déjeuner

Repas de midi

Repas du soir

Snacks

. . . .

Somme des calories   Protéines   Eau   Sommeil

L'entraînement D'aujourd'hui:

Répétitions & Distance   Durée

Niveau de motivation & Notes

. . . .

. . . .

. . . .

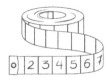

Mes Résultats

Jour **1** Avant	Jour **90** Après	**Différence**
1 Cou	. . . .	. . . .
2 Poitrine	. . . .	. . . .
3 Bras	. . . .	. . . .
4 Taille	. . . .	. . . .
5 Ventre	. . . .	. . . .
6 Fesses	. . . .	. . . .
7 Cuisse	. . . .	. . . .
8 Mollet	. . . .	. . . .

Poids	**Poids**	**Poids**
. . . .	. . . .	. . . .
IMC	**IMC**	**IMC**
. . . .	. . . .	. . . .

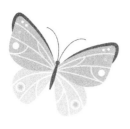

Mes Notes

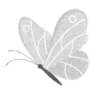

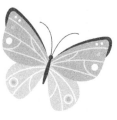

Mes Notes

· ·

· ·

· ·

· ·

· ·

· ·

· ·

· ·

· ·

· ·

· ·

· ·

· ·

· ·

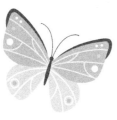

Mes Notes

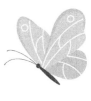

· ·

· ·

· ·

· ·

· ·

· ·

· ·

· ·

· ·

· ·

· ·

· ·

· ·

· ·

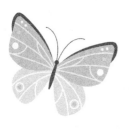

Mes Notes

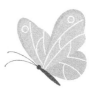

....

....

....

....

....

....

....

....

....

....

....

....

....

....